Les *Secrets* d'une

GROSSESSE RÉUSSIE

SPORT & ALIMENTATION

ISBN : 9798390827161

ÉCRIT PAR
FABIEN BEAR

Edition 2023

Secrets

Les secrets d'une grossesse réussie : sport et alimentation est un livre qui montre l'importance de l'exercice physique et de l'alimentation équilibrée pour une grossesse saine et réussie. Il offre des conseils pratiques pour les femmes enceintes sur l'exercice et l'alimentation, ainsi que des recettes saines pour soutenir une grossesse saine.

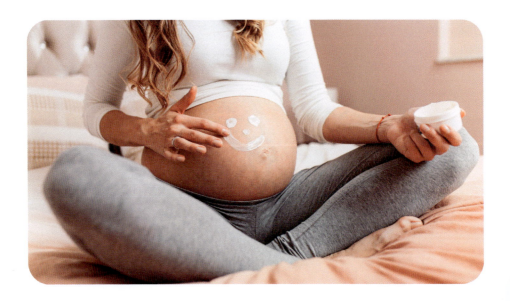

SOMMAIRE

La grossesse est une période passionnante et transformative pour une femme. C'est un moment où son corps subit de nombreux changements physiques et hormonaux. Pendant cette période, il est important pour les femmes de maintenir une alimentation saine et équilibrée ainsi qu'un niveau d'activité physique adéquat pour leur propre santé et celle de leur bébé.

L'alimentation et l'exercice ont des effets positifs sur le corps et l'esprit des femmes enceintes. Une alimentation saine fournit les nutriments nécessaires à la croissance et au développement du fœtus, ainsi qu'à la santé de la mère. Le sport régulier peut aider à prévenir la prise de poids excessive, à réduire les risques de complications pendant la grossesse et à améliorer l'humeur de la mère.

Cependant, il est important que les femmes enceintes pratiquent une activité physique et une alimentation saine adaptées à leur état, car les besoins nutritionnels et l'intensité de l'exercice peuvent varier d'une femme à l'autre.

Introduction

Dans ce livre, nous allons explorer les bienfaits de l'alimentation et de l'exercice pendant la grossesse, les types d'exercices recommandés pour les femmes enceintes et les précautions à prendre pour assurer une pratique sûre. Nous allons également vous proposer des recettes saines pour vous aider à maintenir une alimentation équilibrée et délicieuse tout au long de votre grossesse.

Nous espérons que ce livre vous aidera à mieux comprendre l'importance de l'alimentation et de l'exercice pendant la grossesse et vous fournira des informations pratiques pour vous aider à maintenir une grossesse en bonne santé.

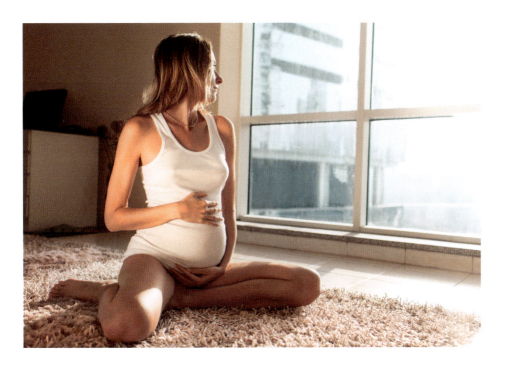

POURQUOI L'**EXERCICE** ET UNE **ALIMENTATION** SAINE SONT IMPORTANTS POUR LES FEMMES ENCEINTES ?

Les bienfaits

L'exercice est connu pour offrir une large gamme d'avantages pour la santé physique, mais saviez-vous qu'il est également bénéfique pour la santé mentale ?

En effet, l'exercice peut aider à réduire le stress et l'anxiété, améliorer l'humeur et la confiance en soi, réduire les symptômes de la dépression et améliorer la cognition.

De plus, l'exercice peut être une activité sociale agréable, permettant aux gens de se connecter avec d'autres personnes partageant les mêmes intérêts.

Que ce soit pour améliorer la santé physique ou mentale, l'exercice régulier est un choix judicieux. Il existe de nombreux types d'exercices, et il est important de choisir celui qui convient le mieux à votre corps et à vos objectifs personnels.

L'ajout d'un programme d'exercice régulier à votre routine quotidienne peut non seulement améliorer votre santé physique, mais aussi votre santé mentale et votre bien-être général.

Lorsqu'on est enceinte, il peut être facile de se concentrer sur les besoins de notre futur bébé et de négliger notre propre santé.

Cependant, maintenir une bonne condition physique est crucial pour les femmes enceintes. Non seulement cela peut aider à réduire les risques de complications, mais cela peut également offrir des avantages pour la santé à long terme pour la mère et le bébé.

Dans cet esprit, l'exercice pendant la grossesse est une option à considérer pour toutes les femmes enceintes qui souhaitent maintenir leur santé et leur bien-être pendant cette période cruciale de leur vie.

L'exercice pendant la grossesse peut avoir de nombreux avantages pour la santé de la mère et du bébé. Toutefois, il est important de comprendre qu'il est essentiel de consulter son médecin avant de commencer un programme d'exercice et de suivre des instructions spécifiques en fonction de l'état de santé et du stade de grossesse.

L'un des principaux avantages de l'exercice pendant la grossesse est l'amélioration de la santé cardiovasculaire de la mère. L'exercice régulier peut augmenter la capacité pulmonaire et réduire la tension artérielle, ce qui peut aider à prévenir les complications cardiovasculaires pendant la grossesse, telles que la prééclampsie. En outre, l'exercice peut également aider à réduire le risque de développer des maladies cardiovasculaires à long terme, comme l'hypertension artérielle ou les maladies cardiaques.

Un autre avantage important de l'exercice pendant la grossesse est la réduction du risque de diabète gestationnel. Des études ont montré que les femmes qui s'engagent dans une activité physique modérée ont un risque réduit de développer du diabète gestationnel. Cela est dû à la capacité de l'exercice à améliorer la sensibilité à l'insuline et à réguler les niveaux de sucre dans le sang. Les femmes enceintes atteintes de diabète gestationnel peuvent avoir des complications graves pour leur propre santé et celle de leur bébé, notamment une hypertension artérielle, une prééclampsie, une naissance prématurée et un bébé de poids élevé. Par conséquent, la réduction du risque de diabète gestationnel est un avantage important de l'exercice pendant la grossesse.

L'exercice peut également aider à réduire les douleurs musculaires et à améliorer la flexibilité pendant la grossesse. Les douleurs musculaires sont courantes pendant la grossesse, en particulier dans le dos et les jambes, mais des exercices de renforcement musculaire et d'étirement réguliers peuvent aider à soulager ces douleurs. Par exemple, les exercices de musculation pour les jambes peuvent aider à soulager la pression sur le dos, tandis que les étirements doux peuvent aider à améliorer la flexibilité et à réduire les douleurs musculaires.

Enfin, l'exercice régulier peut aider les femmes enceintes à gérer leur poids. Une prise de poids excessive pendant la grossesse peut entraîner des complications pour la mère et le bébé, comme un accouchement prématuré ou un bébé de poids élevé. L'exercice régulier peut aider à maintenir un poids santé et à réduire les risques de complications.

Avantages physiques

- Favorise une prise de poids saine
- Améliore la circulation sanguine
- Prévient la constipation et les hémorroïdes
- Renforce les muscles, améliore la posture et réduit les douleurs dorsales
- Améliore la qualité du sommeil
- Réduit les risques de diabète gestationnel et d'hypertension artérielle

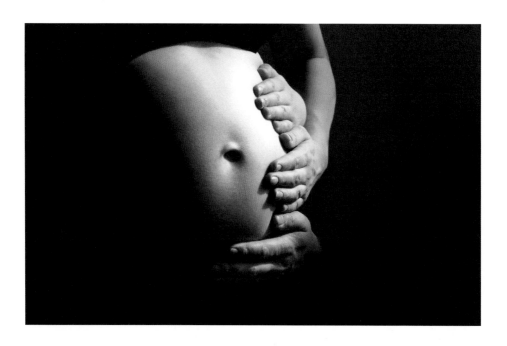

Les avantages de l'exercice ne se limitent pas seulement aux bienfaits physiques. En effet, l'exercice peut également offrir de nombreux avantages pour la santé mentale et le bien-être.

Voici quelques-uns des avantages mentaux de l'exercice :

- Réduction du stress et de l'anxiété : L'exercice peut aider à réduire les niveaux de stress et d'anxiété en stimulant la production de substances chimiques dans le cerveau qui sont liées au bien-être, comme la dopamine et la sérotonine. En outre, l'exercice peut aider à libérer des tensions musculaires et à améliorer la qualité du sommeil, ce qui peut contribuer à réduire le stress et l'anxiété.

- Amélioration de l'humeur : L'exercice peut également aider à améliorer l'humeur en stimulant la production de neurotransmetteurs, qui sont des substances chimiques dans le cerveau qui régulent l'humeur. Les niveaux accrus de neurotransmetteurs tels que la noradrénaline et la dopamine peuvent améliorer l'humeur et la sensation de bien-être.

- Amélioration de la confiance en soi : L'exercice régulier peut aider à améliorer la confiance en soi en renforçant la perception de soi. Lorsque vous vous engagez dans un programme d'exercice régulier et que vous atteignez des objectifs de remise en forme, vous pouvez vous sentir plus confiant et positif quant à votre apparence et à votre capacité à relever des défis.

- Réduction des symptômes de dépression : L'exercice peut aider à réduire les symptômes de dépression en stimulant la production de neurotransmetteurs et en réduisant les niveaux de cortisol, une hormone associée au stress. De plus, l'exercice peut offrir une distraction positive pour les personnes atteintes de dépression en les aidant à se concentrer sur quelque chose de positif plutôt que sur leurs pensées négatives.

- Amélioration de la cognition : L'exercice peut également améliorer la cognition en stimulant la circulation sanguine vers le cerveau et en augmentant l'apport en oxygène et en nutriments. Des études ont montré que l'exercice régulier peut améliorer la mémoire, la concentration et la capacité d'apprentissage.

Avantages mentaux

- Améliore l'humeur et réduit le stress et l'anxiété
- Favorise la relaxation et la méditation
- Améliore la confiance en soi et l'estime de soi

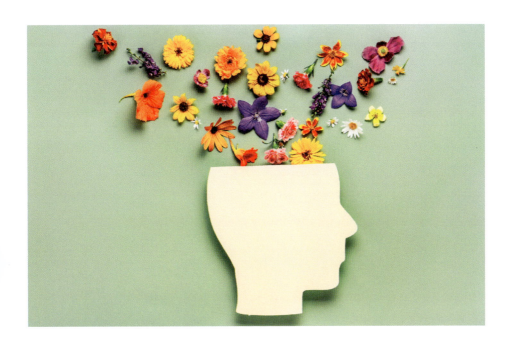

Bien que l'exercice pendant la grossesse offre de nombreux avantages pour la santé, il est important de prendre en compte les risques potentiels et de consulter son médecin avant de commencer tout programme d'exercice.

Le risque le plus courant lié à l'exercice pendant la grossesse est la surchauffe. La surchauffe peut augmenter le risque de malformations congénitales chez le fœtus, de fausse couche, de travail prématuré et de déshydratation chez la mère. Par conséquent, il est recommandé aux femmes enceintes d'éviter les activités qui les exposent à des températures élevées, telles que les saunas, les bains chauds, les bains de soleil prolongés et les séances d'entraînement intensives par temps chaud.

En outre, certains types d'exercices peuvent également augmenter le risque de blessure, tels que les sports de contact, les sports de raquette, les sports de glisse et les sports nécessitant une coordination et un équilibre élevés. Les femmes enceintes doivent également éviter les exercices qui augmentent la pression abdominale, tels que les crunchs, les sit-ups et les exercices de planche. Ces exercices peuvent provoquer une diastase des grands droits, qui est une séparation des muscles abdominaux pendant la grossesse.

Enfin, certaines femmes enceintes peuvent être à risque accru de complications pendant la grossesse et devraient éviter l'exercice ou le faire sous la supervision d'un professionnel de la santé. Par exemple, les femmes enceintes atteintes de maladies cardiaques, de diabète gestationnel ou de placenta praevia doivent éviter l'exercice intense et suivre des directives spécifiques de leur médecin.

Risques potentiels

- Le risque de blessure, en particulier aux articulations
- Le risque de fatigue excessive ou d'épuisement
- Le risque de stress excessif pour le fœtus

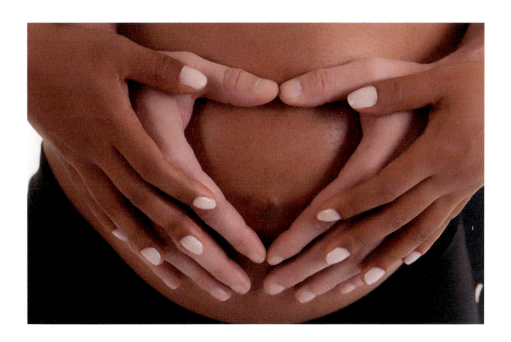

En conclusion, bien que l'exercice pendant la grossesse offre de nombreux avantages pour la santé, il est important de prendre en compte les risques potentiels et de consulter son médecin avant de commencer tout programme d'exercice. Les femmes enceintes doivent être attentives aux signes de surchauffe, éviter les exercices qui augmentent la pression abdominale et éviter les sports à risque élevé. Avec les bonnes précautions et la surveillance appropriée, l'exercice peut être une option sûre et bénéfique pour les femmes enceintes.

Les exercices

Lorsqu'on est enceinte, il peut être facile de se concentrer sur les besoins de notre futur bébé et de négliger notre propre santé.

Cependant, maintenir une bonne condition physique est crucial pour les femmes enceintes. Non seulement cela peut aider à réduire les risques de complications, mais cela peut également offrir des avantages pour la santé à long terme pour la mère et le bébé.

Dans cet esprit, l'exercice pendant la grossesse est une option à considérer pour toutes les femmes enceintes qui souhaitent maintenir leur santé et leur bien-être pendant cette période cruciale de leur vie.

Cardio asculaire

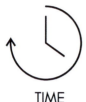

TIME
30 minutes

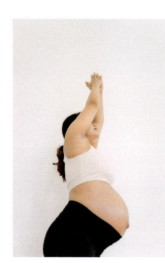

BÉNÉFICES
Circulation sanguine
Oxygénation du corps

Les exercices cardiovasculaires sont importants pour maintenir une bonne santé cardiovasculaire pendant la grossesse.

Ils augmentent la circulation sanguine et l'oxygénation du corps, ce qui peut aider à prévenir les varices, les crampes et l'hypertension artérielle.

Les exercices recommandés pendant la grossesse comprennent la marche, la natation, le vélo d'appartement, l'aquagym et la danse. Il est important de commencer par des séances courtes et d'augmenter progressivement la durée et l'intensité de l'exercice.

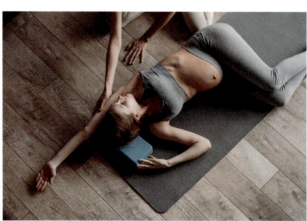

1 **Marche** : Evitez les terrains accidentés et portez des chaussures de sport appropriées.

 TIME
10 à 15' jusque 30 à 45' FRÉQUENCE
Tous les 2 jours

2 **Natation** : Exercice doux et sans impact qui peut aider à soulager les douleurs et les gonflements pendant la grossesse.

 TIME
10 à 15' jusque 30 à 45' FRÉQUENCE
2 à 3x par semaine

3 **Vélo** : Exercice à faible impact et peut être facilement ajusté pour répondre à vos besoins individuels

 TIME
10 à 15' jusque 30 à 45' FRÉQUENCE
2 à 3x par semaine

4 **Aquagym** : Exercice en groupe dans l'eau qui peut aider à réduire la pression sur les articulations

 TIME
30 à 45' FRÉQUENCE
1 à 2x par semaine

5 **Danse** : Exercice amusant et énergique qui peut améliorer la circulation sanguine et augmenter la force musculaire. Les styles de danse recommandés pour les femmes enceintes comprennent la danse latine, la danse en ligne et la danse d'aérobic en douceur.

 TIME
10 à 15' jusque 30 à 45' FRÉQUENCE
1 à 2x par semaine

Renforcement musculaire

TIME
30 minutes

Les exercices de renforcement musculaire aident à maintenir la force et la flexibilité des muscles pendant la grossesse.

Ils peuvent également aider à prévenir les douleurs dorsales, à améliorer la posture et à faciliter le travail et l'accouchement.

Il est important de se concentrer sur les muscles du dos, de l'abdomen, des jambes et des fessiers.

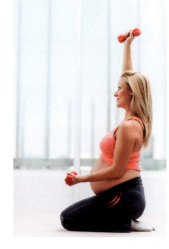

Il est recommandé de faire des exercices de renforcement musculaire deux à trois fois par semaine.

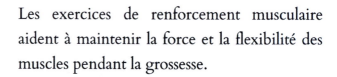

MUSCLES À PRIVILÉGIER
Dos
& Abdos

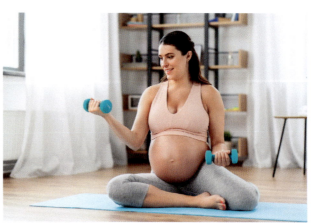

1 **Musculation légère** : Commencez par des poids légers ou utilisez votre propre poids corporel pour les exercices. Évitez les exercices qui nécessitent de lever des poids au-dessus de votre tête ou de vous pencher en arrière, car cela peut mettre une pression excessive sur votre dos.

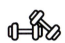 SÉRIES
12 à 15 répétitions

 FRÉQUENCE
Tous les 2 jours

2 **Pilates et Yoga :**
- Évitez les exercices qui nécessitent de s'allonger sur le dos, surtout après le premier trimestre de grossesse.
- Assurez-vous de bien respirer pendant les exercices et évitez de retenir votre respiration.
- Évitez les étirements excessifs et ne forcez pas votre corps au-delà de ses limites.

 TIME
30 ' par séance

 FRÉQUENCE
2x par semaine

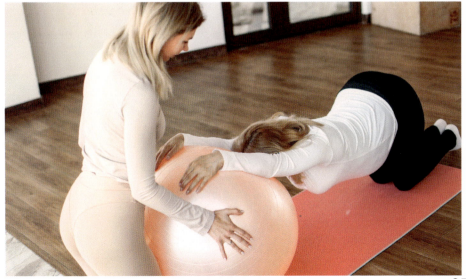

Souplesse

TIME

30 minutes

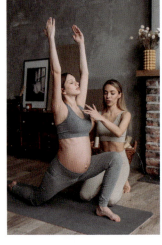

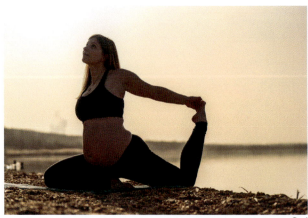

Les exercices de souplesse peuvent aider à maintenir une bonne posture et à réduire les douleurs dorsales pendant la grossesse.

Ils peuvent également aider à préparer le corps pour l'accouchement en améliorant la flexibilité du bassin.

Il est important de ne pas forcer les étirements et de les maintenir pendant 30 secondes à 1 minutes

Il est recommandé de faire des exercices de souplesse tous les jours.

BIENFAITS
Flexibilité
du bassin

1 **Etirements doux** : Aide à maintenir une bonne posture et à réduire les douleurs dorsales pendant la grossesse

 TIME
30'

 FRÉQUENCE
Tous les jours

2 **Yoga prénatal** : Aide à maintenir une bonne posture, à améliorer la respiration et à réduire le stress pendant la grossesse. Les postures de yoga prénatal doivent être adaptées à l'état de santé de la mère et du fœtus. Il est important de trouver un instructeur de yoga prénatal qualifié et de communiquer toutes les préoccupations ou les problèmes de santé avant de commencer une séance de yoga. Le yoga prénatal peut être pratiqué tout au long de la grossesse, mais certaines postures peuvent devenir difficiles à mesure que la grossesse avance.

 TIME
30 ' par séance

 FRÉQUENCE
2x par semaine

3 **Gymnastique douce** : Aide à maintenir une bonne posture, à renforcer les muscles abdominaux et pelviens, et à réduire les douleurs dorsales pendant la grossesse. Les exercices de gymnastique douce doivent être adaptés à l'état de santé de la mère et du fœtus.

 TIME
Avant & après exercice

 FRÉQUENCE
Tous les jours

Les précautions

Pendant la grossesse, l'exercice physique peut être bénéfique pour la santé de la mère et du fœtus.

Cependant, il est important de prendre des précautions et de s'entraîner en toute sécurité pour éviter tout risque de blessure ou de complication.

Il est donc essentiel de savoir quelles précautions prendre avant de commencer à exercer, quels sont les signes indiquant qu'il faut réduire l'intensité de l'exercice et ceux qui indiquent qu'il faut arrêter complètement.

Dans ce texte, nous allons détailler ces points pour vous aider à vous entraîner de manière sûre et efficace.

Pendant la grossesse, il est important de prendre des précautions pour s'entraîner en toute sécurité. Voici quelques éléments à prendre en compte :

Les précautions à prendre avant de commencer à exercer

Avant de commencer à faire de l'exercice pendant la grossesse, il est important de consulter votre médecin pour savoir si vous êtes en mesure de pratiquer une activité physique. Si vous avez des antécédents de complications pendant la grossesse, si vous êtes à risque de fausse couche ou si vous avez une pathologie, il est encore plus important de consulter votre médecin. Votre médecin peut vous conseiller sur les types d'exercices qui sont sûrs pour vous.

Il est également important de porter des vêtements confortables et adaptés à l'exercice. Assurez-vous de porter un soutien-gorge de sport confortable qui soutient votre poitrine et réduit les douleurs mammaires. Il est également important de porter des chaussures de sport qui offrent un bon soutien et une bonne adhérence.

Les signes qui indiquent qu'il faut réduire l'intensité de l'exercice

Pendant l'exercice, il est important d'être à l'écoute de votre corps et de ralentir ou de réduire l'intensité de l'exercice si vous ressentez des douleurs ou de l'inconfort. Les signes qui indiquent qu'il faut réduire l'intensité de l'exercice incluent la fatigue excessive, des essoufflements, des étourdissements, des nausées, des contractions utérines, des douleurs abdominales, des saignements vaginaux ou une augmentation de la fréquence cardiaque.

Il est important de ne pas pousser votre corps au-delà de ses limites et de prendre le temps de vous reposer si vous ressentez de la fatigue ou de l'épuisement.

Les signes qui indiquent qu'il faut arrêter l'exercice

Il est important d'arrêter immédiatement l'exercice si vous ressentez des douleurs aiguës, des saignements vaginaux, des contractions régulières et douloureuses ou une perte de liquide amniotique. Il est également important d'arrêter l'exercice si vous ressentez des étourdissements sévères, des vertiges, de la confusion ou des maux de tête.

En cas de doute ou de préoccupation, il est important de consulter immédiatement votre médecin ou votre professionnel de la santé.

En conclusion, s'entraîner pendant la grossesse peut être bénéfique pour votre santé et celle de votre bébé, mais il est important de prendre des précautions pour vous entraîner en toute sécurité. En suivant les précautions ci-dessus, vous pouvez vous entraîner en toute sécurité et profiter des bienfaits de l'exercice pendant la grossesse.

Précautions

- Consulter un médecin
- Choisir les bons vêtements
- Rester hydraté
- Eviter les exercices à hautes intensité
- Ecouter son corps

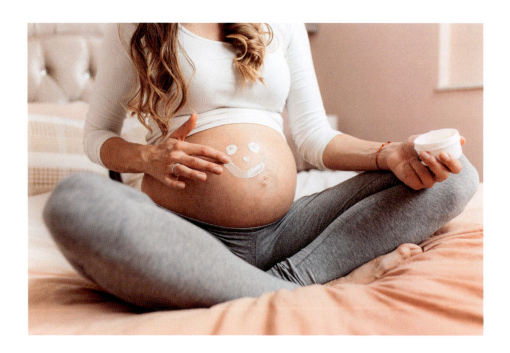

Signes à surveiller

- Douleurs abdominales
- Vertiges
- Difficulté à respirer
- Fatigue extrême
- Palpitations cardiaques

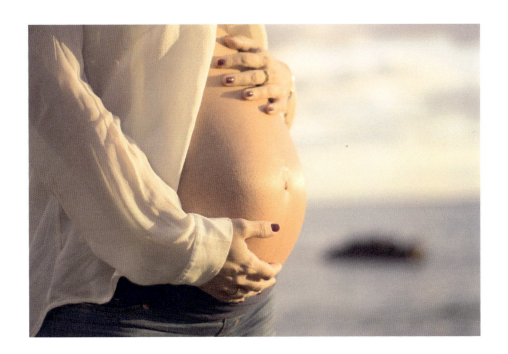

Pendant la grossesse, l'exercice physique peut être bénéfique pour la santé de la mère et du fœtus.

Cependant, il est important de prendre des précautions et de s'entraîner en toute sécurité pour éviter tout risque de blessure ou de complication.

Il est donc essentiel de savoir quelles précautions prendre avant de commencer à exercer, quels sont les signes indiquant qu'il faut réduire l'intensité de l'exercice et ceux qui indiquent qu'il faut arrêter complètement.

Dans ce texte, nous allons détailler ces points pour vous aider à vous entraîner de manière sûre et efficace.

Lorsqu'une femme est enceinte, une alimentation saine et équilibrée est essentielle pour assurer la croissance et le développement sains du fœtus. Il y a plusieurs facteurs à considérer lors de la planification d'une alimentation pendant la grossesse.

Les nutriments essentiels pour la croissance du fœtus

Pendant la grossesse, le fœtus a besoin de plusieurs nutriments pour se développer sainement. Les protéines sont importantes pour la croissance et la réparation des tissus, tandis que les glucides et les lipides fournissent de l'énergie pour les fonctions corporelles. Les vitamines et les minéraux sont également essentiels pour le développement sain du fœtus. Certaines vitamines, telles que la vitamine A et la vitamine D, peuvent être toxiques en quantités élevées, il est donc important de ne pas prendre de suppléments alimentaires sans l'avis d'un professionnel de la santé.

Les aliments à éviter pendant la grossesse

Il y a certains aliments que les femmes enceintes devraient éviter, car ils peuvent causer des problèmes de santé pour la mère et le fœtus. Les produits laitiers non pasteurisés peuvent contenir des bactéries dangereuses telles que la listeria, qui peuvent causer une infection potentiellement mortelle. Les fruits de mer crus ou peu cuits peuvent contenir des bactéries ou des parasites qui peuvent causer des problèmes de santé. La viande crue ou peu cuite peut également contenir des bactéries dangereuses, telles que la salmonelle et l'E. coli. Les œufs crus ou peu cuits peuvent également contenir des bactéries dangereuses. Enfin, les aliments transformés et les aliments riches en graisses saturées et en sucres ajoutés peuvent contribuer à une prise de poids excessive, ce qui peut causer des problèmes de santé pour la mère et le fœtus.

Les portions recommandées pour les repas

Pendant la grossesse, il est important de manger des repas équilibrés et variés pour assurer une nutrition adéquate pour le fœtus. Les repas devraient comprendre une source de protéines maigres, telles que des viandes maigres, des légumes protéinés comme les lentilles, des noix et des graines. Les légumes et les fruits frais ou surgelés sont également essentiels pour fournir des vitamines, des minéraux et des fibres. Les grains entiers, comme le riz brun, les pâtes de blé entier et les pains de grains entiers, sont une bonne source de glucides complexes et de fibres.

Il est important de manger une variété de ces aliments pour obtenir les nutriments nécessaires à une grossesse en santé. Les femmes enceintes doivent éviter les aliments riches en gras saturés et en sucres ajoutés, car ils peuvent contribuer à une prise de poids excessive et augmenter le risque de complications pendant la grossesse. Il est également important de limiter la consommation de caféine et d'alcool pendant la grossesse, car ces substances peuvent affecter la croissance et le développement du fœtus.

Enfin, il est crucial de boire suffisamment d'eau pendant la grossesse pour rester hydraté et pour aider à la digestion. Les femmes enceintes devraient boire environ 2 litres d'eau par jour, ainsi que d'autres boissons non sucrées comme le lait et les jus de fruits frais. Il est recommandé de consulter un professionnel de la santé pour obtenir des conseils sur l'alimentation et les suppléments alimentaires pendant la grossesse afin d'assurer une alimentation adéquate pour la santé de la mère et du fœtus.

Alimentation

- Consommer une variété d'aliments pour fournir au fœtus les nutriments essentiels dont il a besoin.

- Éviter certains aliments qui peuvent causer des problèmes de santé pour la mère et le fœtus.

- Manger des repas équilibrés et variés comprenant des protéines maigres, des légumes et des fruits, des grains entiers et des produits laitiers faibles en gras.

- Boire suffisamment d'eau pour rester hydraté et favoriser la digestion.

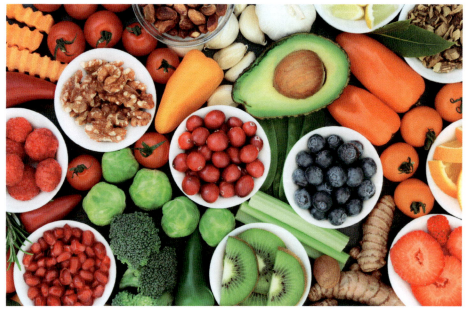

Recettes

Lorsqu'une femme est enceinte, elle doit veiller à une alimentation saine et équilibrée pour son bien-être ainsi que pour celui de son bébé. Manger des collations saines et des repas équilibrés est essentiel pour fournir à la mère et au bébé les nutriments nécessaires pour une croissance et un développement sains.

Les collations saines peuvent aider à réduire les nausées matinales et à prévenir les fringales, tandis que les repas équilibrés fournissent une variété de nutriments importants tels que les protéines, les fibres, les vitamines et les minéraux.

Dans ce chapitre, nous vous donnerons quelques idées de collations saines et de repas équilibrés pour les femmes enceintes, afin de vous aider à maintenir une alimentation saine et nourrissante tout au long de votre grossesse.

Collations

Les collations sont de petites portions de nourriture que l'on consomme entre les repas.

Elles peuvent être très utiles pour maintenir notre énergie tout au long de la journée et éviter de grignoter des aliments malsains. Pour les femmes enceintes, les collations peuvent aider à combler les besoins nutritionnels supplémentaires nécessaires pendant la grossesse.

Il est important de choisir des collations saines, comme des fruits frais, des légumes coupés en bâtonnets, des noix et des graines, du yaourt nature ou des smoothies faits maison.

Les collations riches en sucre, en gras et en sel doivent être évitées autant que possible. Les collations peuvent également être planifiées à l'avance et emportées avec vous lors de vos déplacements, pour vous aider à éviter les tentations de grignoter des aliments malsains.

LES RECETTES
facile & rapide

yaourt grec aux fruits frais

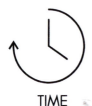

TIME

2' de préparation

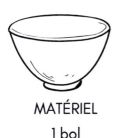

MATÉRIEL

1 bol

Le yaourt grec est riche en protéines et en calcium, ce qui est important pour la croissance du bébé.

Ajouter des fruits frais comme des fraises, des myrtilles ou des mangues ajoute une touche sucrée et fournit également des vitamines et des fibres.

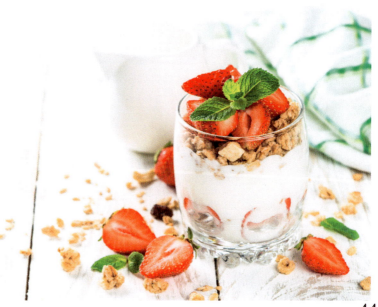

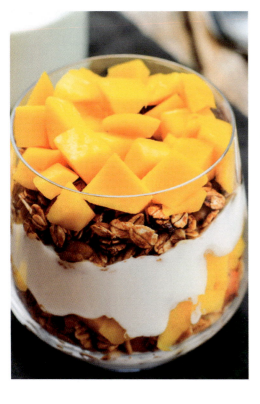

1   Coupez les fruits frais en dés.

2   Dans un bol, versez une tasse de yaourt grec nature

3   Ajoutez vos fruits coupés dans le bol et mélangez

4   Vous pouvez ajouter une cuillère de miel pour sucrer le mélange.

INGRÉDIENTS

- 1 tasse de yaourt grec nature
- 1 poignée de fruits frais (fraises, myrtilles, mangues, etc.)

    1 cuillère à soupe de miel (facultatif)

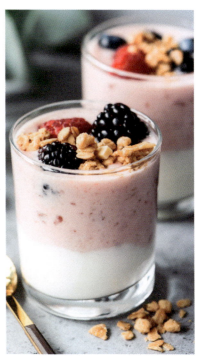

Houmous et légumes

TIME

15' de préparation

Les légumes sont riches en fibres et en vitamines, tandis que le houmous est une bonne source de protéines végétales.

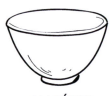

MATÉRIEL

1 bol

1 mixeur

- carottes
- concombres
- poivrons rouges
- courgettes
- etc..

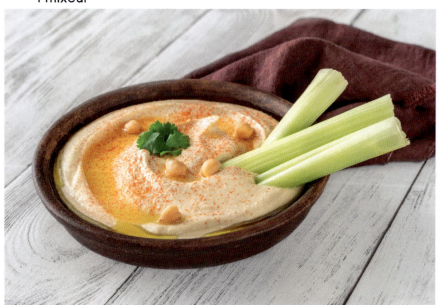

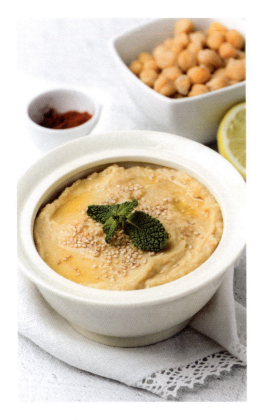

INGRÉDIENTS

- 1 boîte de pois chiches (400 g)
- 3 c à s de jus de citron frais
  2 c à s de tahini
- 1 gousse d'ail émincée
- 1/2 c à c de cumin en poudre
- 1/2 c à c de sel
- 2 à 3 c à s d'huile d'olive
- De l'eau
- Des légumes
- 1 c à s de jus de citron frais
- Une pincée de sel

1 Égouttez et rincez les pois chiches

2 Dans un mixeur, mélangez les pois chiches, le jus de citron frais, le tahini, l'ail émincé, le cumin en poudre et le sel.

3 Versez graduellement de l'huile d'olive jusqu'à ce que la texture devienne lisse et crémeuse.

4 Versez le houmous dans un bol

5 Coupez les légumes

6 Mélangez une tasse de houmous avec une cuillère à soupe de jus de citron frais et une pincée de sel.

Smoothie

TIME

5' de préparation

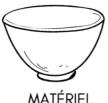

MATÉRIEL

1 bol

Les smoothies sont une excellente façon de consommer une variété de fruits et de légumes dans une seule collation.

Vous pouvez varier les fruits et légumes de cette recette.

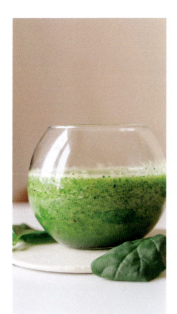

- Bananes
- Fraises
- Myrtilles
- Framboises
- Mangues
- Ananas
- Poires
- Pommes
- Kiwi
- Orange
- Pêches

- Épinards
- Kale
- Concombres
- Carottes
- Betteraves
- Courgettes
- Poivrons
- Brocoli
- Chou frisé
- Gingembre
- Citron

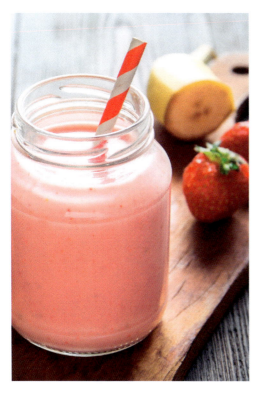

1   Dans un mixeur, mélangez les fruits et les légumes

2   Ajoutez le beurre et le lait d'amande

3   Ajoutez de la glace pour plus de texture

INGRÉDIENTS

- 1 banane
- Une poignée d'épinards
  Une poignée de fraises
- 1 cuillère à soupe de beurre d'amande
- 1 tasse de lait d'amande
- De la glace (facultatif)

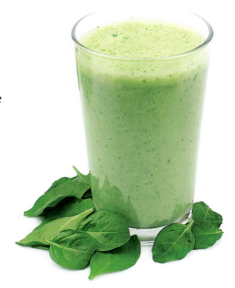

Pomme & beurre d'arachide

TIME

2' de préparation

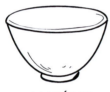

MATÉRIEL

1 mixeur

Les pommes sont riches en fibres et en vitamines, tandis que le beurre d'arachide fournit des protéines et des graisses saines.

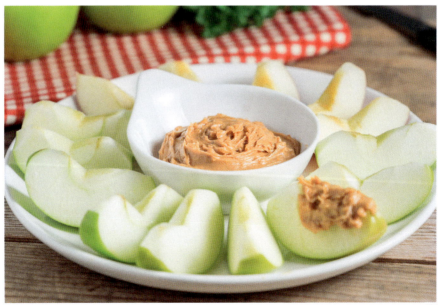

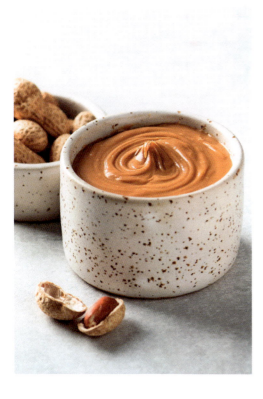

1 Coupez une pomme en tranches

2 Tartinez chaque tranche de beurre d'arachide

INGRÉDIENTS

- 1 pomme
- 1 c. à soupe de beurre d'arachide mais vous pouvez en ajouter plus ou moins selon vos goûts

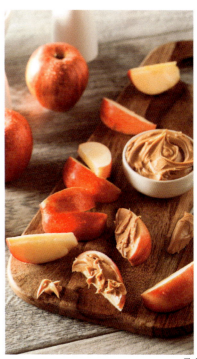

Barre de granola maison

TIME

5' de préparation

CUISSON

20 à 25' à 350°

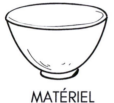

MATÉRIEL

1 bol

1 moule (facultatif)

Les barres de granola maison sont riches en fibres et en protéines, et sont une excellente option pour une collation rapide.

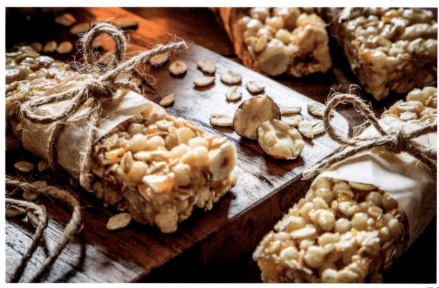

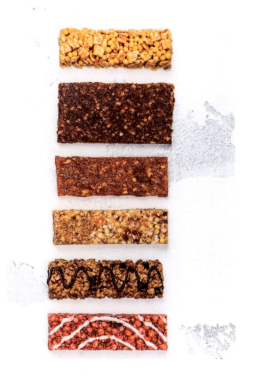

1 Dans un bol, mélangez les flocons d'avoine, les noix, le lin, le miel et la vanille

2 Etalez le mélange dans un moule à pain

3 Faites cuir au four à 350° pendant 20 à 25 minutes

4 Coupez en barre de conservez au réfrigérateur

INGRÉDIENTS

- 1 tasse de flocons d'avoine
- 1/2 tasse de noix hachées (amandes, noix de cajou, noix, etc.)
- 1/2 tasse de graines de lin
- 1/2 tasse de miel
- 1 cuillère à soupe de vanille

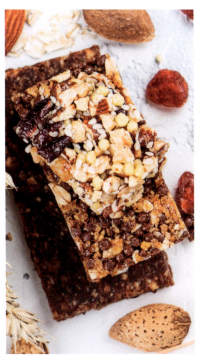

Repas

Pendant la grossesse, manger des repas équilibrés est important pour fournir les nutriments essentiels à vous et votre bébé.

Les repas doivent inclure des protéines, des glucides complexes, des fibres, des vitamines et des minéraux, et éviter les aliments riches en graisses saturées, en sucre et en sel.

LES RECETTES
facile & rapide

Salade de quinoa

TIME

10' de préparation

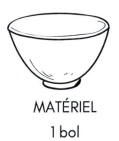

MATÉRIEL

1 bol

La salade de quinoa est une option saine et délicieuse pour une femme enceinte. Le quinoa est riche en protéines, en fibres et en minéraux, ce qui en fait un choix nutritif pour les femmes enceintes.

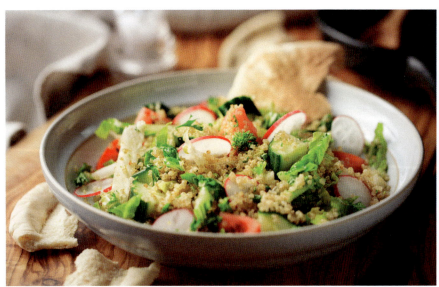

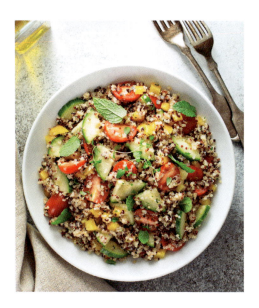

INGRÉDIENTS

- 1 tasse de quinoa cuit
- 2 tasses d'épinards frais
- 1 tasse de tomates cerises coupées en deux
- 1/2 concombre anglais coupé en dés
  1 poitrine de poulet grillé ou 200g de tofu (environ)
- Sel et poivre
- Pour la vinaigrette : 2 cuillères à soupe d'huile d'olive, 1 cuillère à soupe de jus de citron frais, 1/2 cuillère à café de sel, 1/4 cuillère à café de poivre noir

1 Dans un grand bol, mélangez le quinoa cuit, les épinards frais, les tomates cerises coupées en deux et le concombre coupé en dés.

2 Ajoutez la poitrine de poulet grillé coupée en dés ou le tofu coupé en dés. Assaisonnez avec du sel et du poivre.

3 Dans un petit bol, mélangez l'huile d'olive, le jus de citron, le sel et le poivre pour faire la vinaigrette.

4 Versez la vinaigrette sur la salade et mélangez bien.

Saumon grillé & légumes rôtis

TIME

5' de préparation

CUISSON

20' à 180°

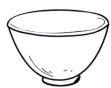

MATÉRIEL

1 bol

1 poêle

Les légumes sont riches en fibres, en vitamines et en minéraux, tandis que le saumon est une excellente source de protéines et d'acides gras oméga-3 importants pour le développement du cerveau de votre bébé.

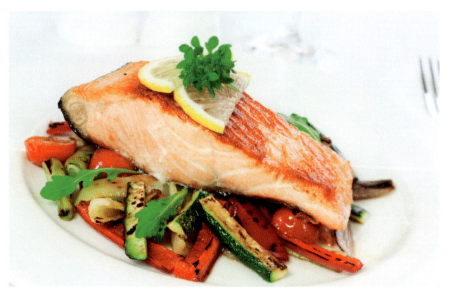

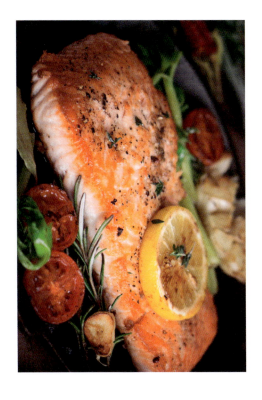

INGRÉDIENTS

- 1 filet de saumon (environ 200g)

  1/2 botte d'asperges
- 1 poivron rouge
- 2 c à s d'huile d'olive
- 1/2 c à c de sel
- 1/4 c à c de poivre noir
- 1 tasse de riz brun cuit

1 Préchauffez le four à 200°C.

2 Coupez les légumes en morceaux. Disposez-les sur une plaque de cuisson et arrosez-les d'huile d'olive, de sel et de poivre. Mélangez bien.

3 Faites cuire les légumes au four pendant environ 20 minutes jusqu'à ce qu'ils soient dorés et tendres.

4 Pendant ce temps, assaisonnez le saumon avec du sel et du poivre. Faites cuire le saumon sur une poêle à feu moyen pendant environ 5-7 minutes de chaque côté jusqu'à ce qu'il soit cuit.

Tacos végétariens

TIME

15' de préparation

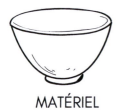

MATÉRIEL

1 poêle

Les tacos végétariens sont une option équilibrée avec des haricots noirs ou des champignons grillés pour les protéines, des avocats pour les graisses saines et des tortillas de maïs pour les glucides sains. La coriandre et le jus de lime ajoutent une touche de saveur rafraîchissante.

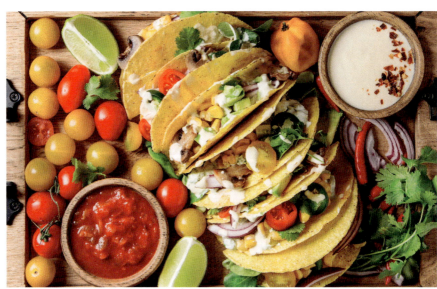

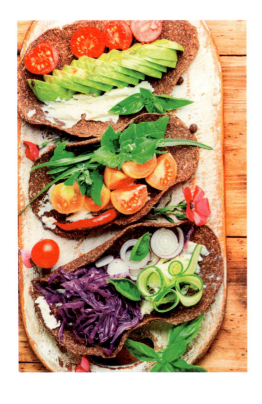

1 Chauffer les tortillas de maïs sur une poêle ou au four.

2 Faire chauffer les haricots noirs ou les champignons grillés dans une poêle jusqu'à ce qu'ils soient chauds.

3 Préparer des tranches d'avocat et hacher la coriandre.

INGRÉDIENTS

- 1 boîte de haricots noirs (400g) ou 200g de champignons grillés 1 avocat mûr coupé en dés
- 1/2 tasse de coriandre hachée
- Jus de 2 limes
- 1/2 cuillère à café de sel
- 1/4 cuillère à café de poivre noir
- 8 tortillas de maïs

4 Remplir chaque tortilla avec des haricots noirs ou des champignons grillés, des tranches d'avocat et de la coriandre hachée.

5 Presser du jus de lime sur le dessus pour ajouter de la saveur.

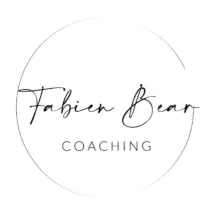

COACHING

Retrouvez tous mes livres sur Amazon

Votre avis est important pour moi !
Les commentaires et avis de mes lecteurs sont essentiels pour moi, car ils peuvent aider à promouvoir mon livre et à le faire découvrir à un public plus large. Tout commentaire positif que vous pouvez partager serait grandement apprécié. De même, si vous avez des suggestions pour des améliorations futures, je serais ravi de les entendre.
Mon objectif est de fournir un contenu de qualité pour répondre aux besoins de mes lecteurs.
Merci d'avance pour votre aide et votre soutien.

www.fabienbearcoaching.fr

fabien_bear_coaching

Thanks !

Printed by Amazon Italia Logistica S.r.l.
Torrazza Piemonte (TO), Italy

58645137R00038